DE

L'ACTION RECONSTITUANTE

DES

EAUX DE VICHY

PAR

Le Dr DURAND-FARDEL

Médecin-Inspecteur des sources d'Hauterive, à Vichy,
Président honoraire de la Société d'Hydrologie médicale de Paris.

(Lu à la Société de Médecine de Paris).

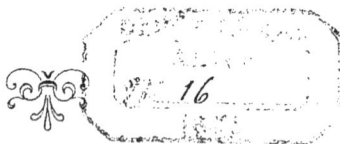

PARIS

LIBRAIRIE A. COCCOZ

11, RUE DE L'ANCIENNE COMÉDIE 11

—

1881

DE

L'ACTION RECONSTITUANTE

DES

EAUX DE VICHY

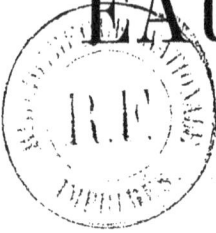

PAR

Le Dʳ DURAND-FARDEL

Médecin-Inspecteur des sources d'Hauterive, à Vichy,
Président honoraire de la Société d'Hydrologie médicale de Paris.

(Lu à la Société de Médecine de Paris.)

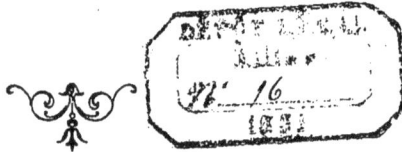

PARIS

LIBRAIRIE A. COCCOZ

11, RUE DE L'ANCIENNE COMÉDIE, 11

—

1881

Les alcalins favorisent l'oxygénation des tissus, sous forme de solution de bicarbonate de soude, et, dans des proportions beaucoup plus marquées, sous forme d'eaux minérales à bases sodiques, surtout d'eaux minérales bicarbonatées sodiques, c'est-à-dire les bicarbonatées sodiques du bassin de Vichy.

M. Coignard, prenant ces expériences pour point de départ, montre comment les idées qui ont eu cours touchant l'action hyposthénisante des eaux de Vichy, et la prétendue cachexie alcaline, étaient absolument erronées, ou, pour mieux dire, purement imaginaires. Il a cité les expériences de M. Pupier, présentées à l'Académie des Sciences par Claude Bernard, celles, d'un caractère plus clinique de M. de Lalaubie, desquelles il ressort que l'administration du bicarbonate de soude, comme celle de l'eau de Vichy, augmenterait le nombre des globules du sang. Il a rappelé une récente communication à l'Institut, de MM. Martin Damourette et Jades, où se retrouvent des résultats analogues. Il a analysé avec beaucoup de sagacité les opinions de Gubler, sur l'action hématocausique des alcalins, a montré l'inanité des observations d'Huxham, et enfin a fait remarquer que mon excellent maître Trousseau, sur qui pèse la plus grande part de responsabilité sur ce sujet, n'avait fait qu'émettre, à son propos, quelques assertions absolument dépourvues de caractère scientifique et dont la fortune seule avait égalé le peu de fondement.

La Société de Médecine m'a fait l'honneur de m'inviter à lui présenter à mon tour quelques remarques sur cette question. Je lui demanderai la permission de ne pas m'arrêter sur le côté expérimental du sujet, qui lui a été très-amplement exposé, et sur la valeur duquel je crois, avec M. de Ranse, qu'il est encore difficile de se prononcer. Je m'en tiendrai à un point de vue purement clinique pour exposer ce que l'on doit penser de cette grande mystification thérapeutique, dont on rencontrerait peu d'exemples, à une époque qui se targue d'exactitude et de positivisme.

Il faut remarquer, en effet, que l'observation clinique est ici tout à fait prépondérante. C'est la clinique seule qui, dès longtemps, a déterminé les attributions spéciales des eaux minérales. Les connaissances que nous avons acquises depuis une époque relativement récente, touchant leur constitution chimique, connaissances certainement très-imparfaites encore, les études poursuivies sur leurs actions dites physiologiques, les expériences telles que celles dont les résultats viennent d'être rappelés, ont l'avantage de nous rapprocher des interprétations thérapeutiques ; elles peuvent corriger ou confirmer des vues de l'esprit, étendre quelque peu les indications, éclairer sur les choix respectifs ; mais il ne paraît pas qu'elles aient ajouté grand'chose aux notions que' l'ancienne clinique nous avait transmises et que la clinique contemporaine, mieux outillée, plus critique et beaucoup plus riche en expérience, est venue simplement compléter et soumettre à des déterminations plus précises.

Avant d'exposer l'action reconstituante des eaux de Vichy, il sera nécessaire de présenter quelques considérations générales sur les actions thérapeutiques des eaux minérales.

Les actions thérapeutiques que l'on peut attendre des eaux minérales sont multipliées ; mais les plus considérables, celles qui caractérisent essentiellement la médication thermale, sont les actions altérantes, reconstituantes et résolutives. Je laisserai de côté la substitution, la dérivation et la sédation, qui peuvent également leur appartenir.

Je veux seulement établir que les indications capitales qui réclament un traitement thermal sont les suivantes : modifier des états constitutionnels ou diathésiques plus ou moins déterminés, action *altérante ;* remonter l'ensemble de l'organisme, généralement abaissé dans le cours des maladies chroniques, action *reconstituante ;* résoudre des engorgements viscéraux ou ganglionnaires, ou des surfaces catarrhales, action *résolutive.*

Or, ces actions, qui représentent l'essence même de la médication thermale, n'appartiennent qu'à des eaux franchement sodiques. Ceci est un principe capital en hydrologie médicale. Il ne présente d'exception qu'au sujet des eaux ferrugineuses, dont les applications du reste sont assez restreintes, et qui, sous ce rapport, tiennent une place à part dans la médication thermale.

Une autre remarque importante est celle-ci : que ces actions altérante, reconstituante et résolutive, que l'on peut, dans certaines circonstances, saisir distinctement et isoler en quelque sorte, se combinent le plus souvent ensemble : et c'est là un des caractères de la médication thermale, de fournir simultanément à des indications multiples par des actions distinctes et simultanées.

L'exemple le plus frappant en est fourni par l'application d'eaux chlorurées sodiques fortes, telles que Salins-du-Jura, ou Balaruc, à un scrofuleux livré à l'écrouelle, ou atteint d'engorgements celluleux ou articulaires. La médication chlorurée sodique modifie la diathèse par une action altérante spéciale, remonte l'organisme plus ou moins cachectisé par une action reconstituante énergique, et résout les engorgements. Toutes ces actions alors se combinent et s'entr'aident, et se trouvent ensemble sous une dépendance réciproque.

Je reviens aux eaux de Vichy, qui sont l'objet spécial de cette communication.

Il est un groupe très-distinct, parmi les états diathésiques, qui paraît constitué par une assimilation imparfaite des matériaux provenant des principes immédiats de l'alimentation. Ce groupe comprend l'arthritis, dont les affections dites rhumatismales sont absolument distinctes ; l'arthritis, c'est-à-dire la goutte et la gravelle urique, — le diabète et l'obésité. Quel que soit le point de départ de ces anomalies de la nutrition, leur résultat tangible est que : les principes azotés, gras ou sucrés, introduits par l'alimentation, ou formés de toutes pièces dans l'économie, ne subissent qu'incomplètement les transformations qui doivent les assimiler à nos tissus, et ne sont brûlés qu'incomplètement ; car c'est toujours à un phénomène d'oxydation que paraît, à nos yeux, aboutir leur assimilation.

Or, l'action spéciale des eaux de Vichy, et des autres eaux bi-carbonatées sodiques franches, est de faciliter l'assimilation de ces principes.

Ces eaux offrent bien le type de la médication altérante, médication intime, s'exerçant au sein de nos tissus, silencieuse, et qui ne se traduit que par ses effets curatifs propres, et non par des phénomènes objectifs saisissables, comme dans la substitution, la dérivation et la révulsion.

La médication de Vichy est une médication d'assimilation, comme l'a fort bien exprimé Gubler, malgré les réticences dont M. Coignard a parfaitement apprécié la portée. La qualité alcaline de ces eaux, qui n'est peut-être pas la cause même de leur action assimilatrice, en est sans doute la condition nécessaire, les phénomènes d'assimilation ne pouvant s'effectuer que dans un milieu alcalin.

C'est ce qu'à parfaitement exposé M. Souligoux (1) en montrant comment les alcalins sont l'élément indispensable des fonctions de nutrition, et en faisant observer qu'on ne saurait dire si leur action est hypersthénisante ou hyposthénisante, mais qu'elle est tout simplement liée à la conservation de l'individu, au même titre que la respiration, ce qui me paraît parfaitement exact.

Sous leur influence, on voit s'amoindrir les manifestations et les produits de ces états diathésiques, à des degrés divers, car on amoindrit, mais on ne guérit guère les diathèses: et, sans vouloir dire qu'on ne puisse par d'autres procédés agir sur ces mêmes états, il faut reconnaître que telle est l'action propre, spéciale, des eaux de Vichy, et qu'un de ses caractères est précisément leur innocuité absolue, eu égard à l'ensemble du système.

L'action reconstituante n'a pas à intervenir au

(1) SOULIGOUX, *Etude sur les alcalins et leur action physiologique sur les phénomènes de nutrition, et de leur application thérapeutique*, 1878.

même degré que dans la scrofule, par exemple, spécialisation formelle des eaux chlorurées sodiques, spécialisation seconde des eaux sulfurées.

La goutte n'entraîne pas directement et par elle-même, si ce n'est très à la longue, l'abaissement du système. Et, dans l'obésité, dans le diabète surtout, l'exténuation paraît se lier si directement à la présence des produits échappés à l'assimilation, qu'elle cesse d'être perçue aussitôt que ceux-ci ont cessé d'encombrer l'économie.

Mais là ne se bornent pas les applications usuelles des eaux de Vichy. On sait que les maladies du foie et de l'appareil digestif, et en général de toute la région sous-diaphragmatique, trouvent près d'elles une médication très effective, moins spéciale sans doute que dans les cas précédents, mais dont l'appropriation n'est pas moins notoire.

Ici dominent l'énervement et l'anémie.

Il a deux raisons pour qu'il en soit ainsi :

La première est que les affections de l'abdomen (je suis obligé de m'en tenir à des considérations et à des expressions très-générales) se montrent beaucoup plus souvent sous la dépendance de circonstances hygiéniques que de conditions diathésiques : et que ces circonstances hygiéniques sont généralement d'un ordre débilitant, dont le système sanguin et le système nerveux ont subi plus ou moins directement les atteintes.

La seconde raison est la solidarité de la circulation abdominale intra ou extra-viscérale et des phénomènes qui s'y rattachent, avec l'élaboration digestive, et, d'une manière plus obscure et plus indéterminée, avec la constitution du sang.

Il y a donc toujours, par le fait et des causes et des conséquences des affections abdominales, fonctionnelles ou organiques, viscérales ou catarrhales, une tendance dépressive du système, qui est elle-même la conséquence d'altérations effectives de la crase du sang ou de l'innervation, et qui rentre dans la classe des anémies et des atonies.

Sur ce terrain se rencontrent, en outre de ces innombrables variétés d'états d'anémie et de dépression qui accompagnent les longues dyspepsies de l'estomac et de l'intestin et bien d'autres affections abdominales, les formes les plus prononcées d'anémie cachectisante, suite des maladies hépatiques et intestinales des pays chauds, et des infections paludéennes de nos propres climats.

Deux centres d'observation bien significatifs à ce sujet se rencontrent à Vichy.

A l'hôpital militaire affluent les victimes du climat de la Cochinchine, du Sénégal et de certaines parties de l'Algérie. Ici s'observent les cachexies les plus profondes de l'hépatite, de l'entérite et de la dyssenterie, qu'engendrent les pays chauds plus ou moins infectés d'impaludisme.

A l'hôpital civil s'observent en nombre non moins grand, outre toutes sortes de dyspeptiques plus misérables les uns que les autres, les conséquences de l'impaludisme de nos pays, dont les déterminations hépatiques, et surtout intestinales, sont loin d'atteindre la même gravité, mais dont le caractère infectieux est le même.

Quels que puissent être les mécomptes de la thérapeutique thermale dans les cas d'un caractère insurmontable, ou son impuissance à réparer complètement des constitutions trop profondément délabrées, il n'en est pas moins certain que nulle part la médication dite reconstituante ne se montre plus puissante, et ne trouve à s'exercer dans des circonstances plus saisissantes par leur intensité et par les conditions défavorables inhérentes aux sujets.

Il ne me paraît pas nécessaire de rapporter des observations particulières, alors qu'il s'agit d'une observation séculaire, dont les sujets se comptent chaque année par milliers, et vont apporter en tous lieux des témoignages du caractère qui lui appartient. Il devait me suffire de présenter un tableau qui ne doit, du reste, être étranger à aucun praticien, car il n'en est guère dont l'expérience personnelle ne puisse servir de complément à celle des médecins qui observent à Vichy même.

Mon intention n'est pas, on a dû le comprendre,

de faire valoir, ni même d'apprécier, les ressources
mêmes de cette médication. Mais je veux que l'on
se demande, avec moi, comment une médication
qui s'exerce sur un pareil terrain, et dont l'appropriation n'a jamais été mise en question à ce sujet,
a pu être traitée de médication hyposthénisante, et
a pu être effleurée par le fantôme de la cachexie
alcaline? L'expression de malentendu ne saurait
s'appliquer avec exactitude à l'ensemble des contra-
dictions, des non-sens et des fantaisies qui se sont
donné carrière à cette occasion.

Quel est le caractère propre de l'action reconstituante des eaux de Vichy?

Toutes les eaux minérales sont reconstituantes, à
un degré quelconque, les moins comme les plus
minéralisées. Les bains de Néris, de si faible miné-
ralisation, les bains de Wildbad et de Gastein surtout, bien moins minéralisés encore, sont cependant
reconstituants, dans le sens littéral du mot. Et, en
dehors des eaux ferrugineuses, les qualités reconstituantes des eaux minérales se développent en raison
de leur qualité sodique ; et les eaux à bases calciques
leur sont sous ce rapport absolument inférieures.

Nous sommes obligés d'admettre que les eaux
minérales considérées dans leur intégrité, c'est-à-
dire au plus près de leur formation et à leur issue
même du sol, possèdent des qualités que nous ne
sommes pas encore parvenus à déterminer. Il y a

là une inconnue, au sujet de laquelle il faut savoir prendre son parti, et dont l'existence, du reste, n'est pas pour nous surprendre plus que tant d'autres problèmes de la thérapeutique.

Mais chaque espèce d'eau minérale est reconstituante à sa manière. Les bicarbonatées sodiques ne sont pas reconstituantes comme les chlorurées, et sont à peu près inertes au sujet de la scrofule. Elles ne sont pas reconstituantes à la façon des sulfurées, ni des ferrugineuses, bien que quelques-unes de leurs sources empruntent à ces dernières le principe qui les caractérise.

Qu'elles aident l'organisme à se reconstituer en enrayant les états morbides dont il est le siège, c'est là une vérité incontestable : mais ce n'est qu'une part de la vérité. Peut-être ce que j'ai dit de leurs propriétés d'assimilation nous permet-il de toucher à la théorie de leur action reconstituante? Mais, s'il s'agit d'expliquer davantage, je me récuse. Savons-nous pourquoi le quinquina est reconstituant? Pourquoi les eaux chlorurées sodiques sont d'autant plus reconstituantes des scrofuleux qu'elles renferment davantage de chlorure de sodium? Savons-nous seulement quel est au juste le mode de l'action reconstituante du fer? Car ce n'est qu'une explication incomplète de l'attribuer à l'introduction d'un principe déficient du sang, alors que l'alimentation en introduit plus qu'il n'en faudrait, s'il était régulièrement assimilé.

Je n'ai eu l'intention que de tracer une esquisse clinique, à laquelle j'aurais pu donner beaucoup plus d'extension, si j'étais entré dans le détail des faits particuliers.

Cependant, j'ajouterai quelques renseignements propres à permettre de mieux saisir l'application qu'il convient de faire de l'action reconstituante des eaux de Vichy.

Il est, dans la pratique thermale, un principe d'une importance capitale : c'est qu'il faut se garder de recourir à une médication thermale, quelle qu'elle puisse être, dans les cachexies trop avancées pour que l'organisme puisse être ramené à ses conditions normales. Il s'agit donc d'une appréciation de nature fort délicate, car l'on se trouve souvent en face du dilemne suivant : ou bien s'abstenir d'une ressource suprême ; ou bien risquer un traitement qui, ne pouvant demeurer indifférent en pareille circonstance, ne manquerait pas d'accélérer les accidents qu'il se trouverait impuissant à conjurer.

Le jugement doit alors être établi d'après le principe suivant, qui n'est qu'un corollaire du précédent :

Dans les états cachectiques, on ne doit jamais recourir à une médication thermale, alors qu'il existe un état organique au sujet duquel celle-ci doive être impuissante.

Ici, l'indication et la contre-indication seront donc surtout basées sur le diagnostic.

Si j'ai vu des cachexies paludéennes, intestinales ou hépatiques, enrayées et guéries par les eaux de Vichy, et quelquefois malgré un état d'avancement qui semblait défier toute médication, c'est que sans doute il n'existait pas de lésion absolument irréparable, que le foie n'était pas désorganisé, que la muqueuse intestinale n'était point détruite.

Voici maintenant ce qui se passe au sujet de la goutte et de la cachexie goutteuse.

Dans la goutte aiguë franche, la médication de Vichy, pour peu qu'elle soit suivie d'une hygiène appropriée, et qu'il ne s'agisse pas d'une intoxication héréditaire excessive, enraye la maladie dans une proportion quelconque et toujours au bénéfice de la santé générale. Mais à mesure que la goutte tend à passer à l'état chronique, l'action des eaux de Vichy tend à devenir plus incertaine, et, par suite, leur indication s'affaiblit pour faire place, quand l'état est devenu à proprement parler cachectique, à une contre-indication absolue. Pourquoi ? C'est qu'alors la médication est devenue impuissante au sujet de la diathèse, laquelle son degré, son âge et le défaut de réaction rendent incapable de subir aucune atténuation.

Il en est de même pour le diabète, j'entends le diabète ordinaire, constitutionnel, des gens gras. Il est une période de la maladie, souvent très-longue, où, quel que soit son degré d'intensité, le traitement de Vichy l'enraye presque avec certitude, la modère, et souvent la maintient indéfiniment, moyennant une hygiène appropriée, compatible avec une santé relative. Mais il est une autre période où les tissus, imprégnés de matière sucrée, ont commencé de subir des altérations définitives ; dès lors il n'y a plus rien à attendre de la médication thermale, et il faut toujours redouter son intervention, lorsqu'elle a cessé de pouvoir être efficace.

Voici quelques règles de conduite dont les applications peuvent être étendues bien au delà des exemples que j'ai cités. On voit par ceux-ci que, dans les indications et les contre-indications des eaux de Vichy, il ne faut pas seulement considérer la nature ou le siège de la maladie, mais il faut se préoccuper surtout de l'*état* du système. Si l'on se conformait toujours à ces règles, on ne s'exposerait pas à certains mécomptes, dont la responsabilité pèse sur ceux-là seuls qui ne les ont pas prévus, et l'on aurait l'explication de certaines surprises qu'occasionnent parfois des résultats inespérés, ce que l'on appelle dans le monde des *cures merveilleuses*.

Du reste, ces considérations ne concernent pas seulement Vichy ; elles s'appliquent à peu près

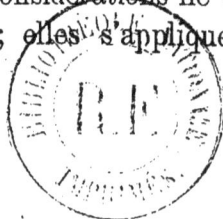

dans les mêmes termes à toutes les représentations de la médication thermale. C'est ainsi encore que la contre-indication formelle de Vichy, dans tout état à tendance hydrémique, me paraît partagée par les autres eaux minérales, quelle qu'en soit la nature.

Il n'est plus qu'un point sur lequel je veuille appeler votre attention.

M. Coignard vous a parlé de chloro-anémies traitées avec avantage à Vichy. Il y a trente ans, Petit affirmait déjà « qu'il est peu d'affections contre lesquelles les eaux de Vichy aient un effet salutaire plus assuré que contre la chlorose » (1). Vous voudrez bien remarquer qu'alors on ne faisait point usage, à Vichy, des sources ferrugineuses, qui n'y existaient pas encore, et que les pratiques hydrothérapiques n'y avaient pas encore pénétré.

Je pense qu'il y a lieu de tenir compte de cette assertion de Petit ; mais je ne partage pas du tout son enthousiasme sur ce point. Il n'y a pas d'années que je n'observe un certain nombre de chloro-anémies chez de jeunes sujets. J'emploie en général l'eau des sources ferrugineuses (Mesdames ou Lardy), quand l'état des voies digestives ne s'y oppose pas, sinon l'eau de l'Hôpital, des douches froides, de préférence au bain minéral, et les inhalations d'oxygène.

(1) PETIT. *Du mode d'action des eaux minérales de Vichy*, 1850, p. 150).

Les résultats obtenus sont très-variables. Il est rare qu'ils soient précisément défavorables, mais ils sont loin d'être toujours très-satisfaisants ; et ils demeurent généralement fort incomplets, ce qui est, en pareilles circonstances, le fait ordinaire des traitements à durée limitée.

Il m'a paru, et on voudra bien remarquer ceci, que j'obtenais des effets meilleurs quand l'anémie dominait que lorsque dominaient les phénomènes névrosiques de la chlorose. Il m'a paru également que les eaux de Vichy convenaient mieux aux atonies et aux dénutritions qui se reliaient à des états pathologiques déterminés, qu'aux chloro-anémies simples et essentielles.

J'ai essayé, dans cette étude, de donner une idée précise du caractère reconstituant des eaux de Vichy et du parti qu'on peut en tirer. De semblables notions offrent l'avantage de prêter aux indications un sens mieux déterminé que ne peut le faire l'empirisme qui, encore aujourd'hui, préside le plus ordinairement à la prescription des eaux minérales.

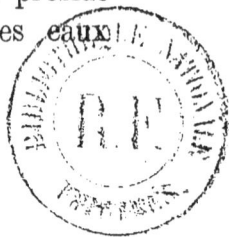

Vichy. — Imp. Wallon.

www.ingramcontent.com/pod-product-compliance
Lightning Source LLC
Chambersburg PA
CBHW050428210326
41520CB00019B/5837